Lb 55 2154

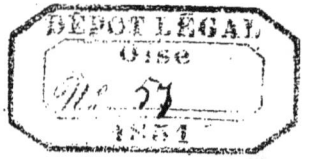

CLASSES LABORIEUSES.

DES AMÉLIORATIONS

Physiques, intellectuelles et morales,

RÉALISABLES

PAR UNE NOUVELLE APPLICATION DE LA BIENFAISANCE PUBLIQUE
ET DE LA CHARITÉ PRIVÉE.

PAR J.-B.-A. TREILLE,

Médecin à Estrées-Saint-Denis (Oise).

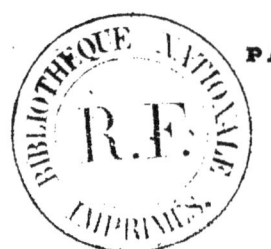

Dédié à tous les honnêtes gens et à toutes les intelligences du pays.

COMPIÈGNE.
TYPOGRAPHIE DE JULES ESCUYER, RUE DES MINIMES, 7.

1851.

A M.

HOMMAGE DE L'AUTEUR.

―――――◦―――――

Monsieur,

L'aumône, telle qu'elle est organisée aujourd'hui, est dégradante pour l'humanité. J'ai essayé, en lui imprimant une autre forme, de lui restituer le caractère élevé et divin dont une imprudente ostentation l'a dépouillée. Je m'estimerais bien heureux si la direction nouvelle à donner à la bienfaisance publique et à la charité privée, comme je l'expose dans ce modeste opuscule, parvenait à mériter votre approbation. Alors vous me verriez, Monsieur, à deux genoux, les mains jointes, venir vous supplier, au nom de nos frères malheureux, d'accorder à cette idée la moindre parcelle d'une influence qui est la juste récompense de vos talents et de vos travaux. Sous votre souffle vivifiant, ainsi fécondée, elle germerait, grandirait, fructifierait, Dieu lui étant en aide, malgré l'indifférence, la légèreté et l'égoïsme du siècle. Avec le temps, je n'en doute pas, elle pousserait dans le sol social de vigoureuses et profondes racines, et grâce à vous, à un moment donné, elle acquerrait des proportions capables de procurer aux classes laborieuses un rempart puissant contre leur dépravation et un abri certain contre la misère.

Cette tâche ne saurait être indigne de vous, Monsieur; entreprenez-la, et les déshérités de la fortune vous béniront!

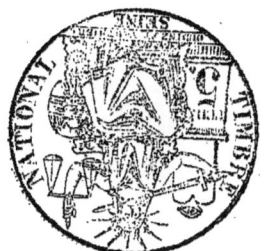

AVANT-PROPOS.

Le public est prié de ne pas juger ce travail trop sévèrement. C'est un simple mémoire sur une grande question, il est vrai, d'économie sociale, posée par une Société académique d'un département voisin de Paris, mais sans aucune prétention au point de vue littéraire ; il devait donc conserver les allures modestes, mais franches, de son origine. Indiquer le bien en attendant le mieux, c'est tout ce qu'il pouvait se permettre ; on comprendra qu'il lui suffisait d'être sérieux.

Si, par le sujet important qu'il traite et la solution qu'il donne, il contribue à déverser sur la société tout entière une plus grande somme de bien-être et de bonheur, s'il parvient à lui rendre ce calme mystérieux, indispensable à l'accomplissement de la grande œuvre providentielle qui se manifeste sous le nom de *progrès* ; s'il commande le silence et l'apaisement aux impatiences, aux irritations, aux tumultes populaires, la grandeur et la sainteté du but lui tiendront lieu de valeur à défaut d'autres mérites.

Quant à l'auteur, sa récompense est dans la sympathie des gens de bien.

Nota. Ce travail, sous les auspices et par les soins de M. E. de Tocqueville, président de la Société d'agriculture de Compiègne, que l'on trouve toujours prêt toutes les fois qu'il s'agit d'améliorations et de bienfaisance, a déjà figuré au Congrès régional du Nord de 1851. En rappelant ici ce fait publiquement, que M. E. de Tocqueville y veuille bien voir la preuve d'un reconnaissant souvenir.

PROBLÈME

POSÉ PAR LA SOCIÉTÉ ACADÉMIQUE DE SAINT-QUENTIN,

DANS LE COURANT DE L'ANNÉE 1850.

« Quel est le moyen de faire produire à la bienfaisance pu-
« blique et à la charité privée les meilleurs effets possibles,
« et d'arriver progressivement à l'amélioration matérielle et
« morale des populations ouvrières, dans les centres indus-
« triels principalement? »

SOLUTION.

PROPRIÉTÉ, FAMILLE, PATRIE !

> La science c'est la voix de Dieu.
> (*Paracelse.*)
>
> Ite et docete !
> Allez et instruisez !
> (*J. C., Evang. selon St-Mathieu.*)

Messieurs,

Sans doute la question que vous avez mise au concours appelle moins de phrases qu'une idée ; qu'une idée logique, féconde, spécialement profitable aux classes travailleuses, si dignes de sollicitude. Eh bien ! accordez-moi quelque attention ; je vais avoir l'honneur de vous exposer la mienne en m'efforçant d'être sobre de mots.

Rappelons d'abord le problème à résoudre :

« Quel est le moyen de faire produire à la bienfaisance publique et
« à la charité privée les meilleurs effets possibles, et d'arriver progres-
« sivement à l'amélioration matérielle et morale des populations ou-
« vrières, dans les centres industriels principalement ?

Réponse :

1° En organisant l'enseignement populaire sur de nouvelles bases;
2° En paralysant l'incurie des parents et l'aversion des enfants pour l'étude, par l'attrait de récompenses véritablement sérieuses et plus capables désormais d'exciter leur émulation.

Mais comment? Voici :

PREMIÈRE PARTIE.

Avant tout, posons en principe que l'instruction populaire devrait être libéralement donnée par l'État.

L'enseignement se diviserait en deux degrés, l'un élémentaire, l'autre supérieur.

Le premier degré, ou petite classe, comprendrait les enfants apprenant à lire, à écrire et à compter.

On ne mettrait dans leurs mains et sous leurs yeux que des livres à la portée de leur faible intelligence, leur rappelant sans cesse les devoirs de la créature envers l'Être suprême, et ceux du citoyen envers la société. Le Décalogue, autrement dit les Commandements de Dieu, convenablement commenté, paraphrasé de cent façons ingénieuses, illustré de mille exemples de vertu, présenté sous des formes instructives et toujours amusantes, me paraît merveilleusement propre à déposer dans de jeunes cœurs les premiers germes d'une morale divine et sociale, éminemment conservatrice, qu'on s'attacherait à inculquer et à développer surtout à ce premier temps de l'éducation.

L'enseignement théorique professionnel serait exclusivement l'objet du deuxième degré. Comme il n'est pas de profession qui ne se rattache à quelques-unes des sciences naturelles, telles que mathématiques, physique, chimie, botanique, etc., on initierait graduellement les élèves de cette classe aux secrets de ces diverses sciences, en leur divulguant les différents rapports qu'ont avec elles toutes les professions en général et chacune d'elles en particulier. De là, les principes qui les régissent leur étant clairement et parfaitement démontrés, ils arriveraient bien vite à concevoir que la pratique, ou l'art, n'est qu'une application simple, mais saine, de la théorie sans laquelle on ne saurait être un ouvrier habile.

En résumé, au lieu d'ignorants routiniers, formez des travailleurs instruits, des artistes au lieu d'artisans ; en réveillant ainsi le sentiment de la dignité personnelle, vous les rendrez honorables, d'abord vis-à-vis d'eux-mêmes, et bientôt vis-à-vis des autres.

Cette seconde époque de l'enseignement, pour les jeunes filles du peuple, ne se composerait que des notions les plus élémentaires des sciences indiquées plus haut, en mettant en relief les nombreux rapports qu'elles peuvent avoir avec la bonne tenue d'un ménage d'ouvriers, au point de vue de la propreté, de la santé et de l'économie ; on leur enseignerait donc les règles d'une petite hygiène domestique, les vertus de quelques plantes usuelles que l'on peut employer sans inconvénient, en l'absence du médecin, et l'art de gouverner les malades, en leur prodigant ces soins réparateurs, empressés, sans exagération, si doux quand ils émanent d'une épouse sensible et dévouée, ou d'une tendre mère de famille. Mais on insisterait sur les connaissances particulières aux professions de lingère, couturière, gantière, repasseuse, fileuse, tisseuse, et autres, qui sont plus spécialement du ressort du sexe.

Les enfants du peuple, filles et garçons, ne devraient pas ignorer que savoir et politesse marchent de front. Qu'est-ce, en effet, que l'utile sans l'agréable? En même temps donc que de l'instruction, on s'occuperait incessamment de l'éducation, n'oubliant pas qu'à défaut de l'une des deux, l'homme, à quelque classe de la société qu'il appartienne, est incomplet, inférieur, grossier, anti-social et, partant, le rebut de tous!

Puis pour complément de ce plan didactique d'enseignement populaire, logique, rationnel, au dessus, je voudrais voir briller comme un centre lumineux, l'instruction morale, évangélique, religieuse. Pour cela, le prêtre, sagement contenu dans les limites sacrées de son institution primitive, plus homme de Dieu que de l'église, moins jaloux d'empiétements et de domination, que d'abnégation et de dévouement, le doigt dirigé vers le ciel, l'indiquant comme récompense après les pénibles labeurs de la vie, consacrerait tout son temps, tous ses efforts à former des citoyens pieux, droits, honnêtes, croyant avec sincérité, sans intolérance ni superstition.

Du reste, si j'avais un état social à fonder, voici les quatre ordres de fonctionnaires publics que j'y admettrais au service gratuit des masses :

1° Le prêtre, guide du cœur et de la conscience ;
2° L'instituteur, guide de l'intelligence et de la raison ;
3° Le médecin, guide de l'hygiène publique et de la santé privée ;
4° Le notaire, guide des intérêts matériels pécuniaires.

De cette façon, le travailleur libre d'entraves et d'embarras dans les choses essentielles de la vie, pourrait se livrer corps et âme, tout entier, à l'accomplissement de ses devoirs envers Dieu, envers lui-même, envers la société.

DEUXIÈME PARTIE.

Si l'on a pu dire de l'homme que c'est un grand enfant, avec non moins de justesse peut-on dire de l'enfant que c'est un petit homme. En effet il porte en miniature dans les replis de son âme, le germe de toutes les passions ; celles-ci, plus tard, selon qu'on les aura développées bien ou mal, seront une occasion de sécurité ou de trouble pour l'Etat.

Les passions sont inhérentes au cœur humain : on les dirige en leur imprimant une impulsion plus ou moins favorable, on les réprime quelquefois, mais les anéantir, jamais ; nul n'est doué de cette puissance. Que faire alors ? Traiter les enfants comme des hommes, c'est-à-dire en rétribuant leur travail, stimuler leur amour-propre ; on plierait ainsi ce penchant capital au profit du bien-être général.

La passion souveraine de l'homme, petit ou grand, c'est un désir effréné de la possession, et, comme dans ce monde tout est relatif, qu'on le sache bien, le sou de cuivre remue autant de fibres sensitives chez l'enfant du peuple, même en bas âge, que la pièce d'or chez l'homme fait. Partant de ce principe, la rémunération au bout de l'année scolaire, sera donc, non plus une vaine et stérile récompense, comme une image ou un livre insignifiant, mais bien une prime en argent. Supposons, par exemple, qu'un bon point vaille un centime, la récompense quotidienne sera représentée par autant de bons points que les enfants, garçons et filles, en auront mérité par leur application, leur aptitude et leur savoir. On supputerait souvent, toutes les semaines ou tous les mois, pour tenir en haleine leur émulation, et au bout de l'année, il leur serait adjugé à chacun un livret figuratif des sommes gagnées et graduées selon l'ordre et l'importance du mérite. Ce petit pécule qui flatterait les enfants non moins que leurs parents, serait placé par les soins de l'autorité compétente dans une caisse spéciale, affectée à cet effet, pour porter intérêt.

Cette caisse, espèce de tontine mutuelle, entre toutes les écoles communales d'un canton, d'un arrondissement, d'un département, ou mieux de toute la France, pourrait s'appeler : caisse nationale d'émulation. Elle conserverait jusqu'à majorité des ayant-droit les fonds déposés, capitalisant les intérêts, le tout inaliénable et pouvant s'accroître encore, au profit des coassociés, des sommes vacantes au fur et à mesure des extinctions.

Le résultat d'une pareille organisation serait que chaque intéressé, une fois devenu homme, se trouverait propriétaire d'une somme souvent considérable, mais, dans tous les cas, toujours proportionnelle et d'une valeur relative aux bonnes dispositions, aux efforts soutenus dont il aurait fait preuve dans son enfance ; à l'égard de la société, outre les garanties d'ordre et de conservation qu'elle en retirerait[1], ne serait-ce pas déjà un moyen, bien insuffisant à la vérité, mais très approximatif du moins, de juger du mérite intrinsèque des individus ? Et pour l'individu lui-même, quelle suite d'avantages précieux !

La plupart des ouvriers, aujourd'hui, quand ils s'établissent, sont dépourvus de toute espèce de ressources, et le mariage, pour eux, n'est presque toujours que l'occasion de les plonger plus avant dans

---

[1] L'homme qui possède est nécessairement conservateur.

la misère; de là, tous les dangers que la faim, la détresse entraînent après elles, car la faim et la détresse sont de mauvaises conseillères. C'est le contraire qui aurait lieu désormais. En effet, ce système ne laissant aucune jeune fille sans dot, point de jeunes gens ne seraient sans avenir, et, par l'habitude de l'épargne contractée dès l'enfance, que d'abus, de préjugés, de désordres et d'immoralités s'éteindraient dans leur propre source, qui, à l'heure actuelle, tiennent la société en péril, après l'avoir ébranlée jusque dans ses fondements !

Mais, arrêtons-nous; déjà compris par les hommes d'intelligence, une plus longue énumération nous ferait encourir le reproche de prolixité.

Il est une remarque pourtant que je me garderai bien de passer sous silence, et que je recommande à tous les bons esprits qui rêvent l'amélioration des masses : c'est que le système que je propose est essentiellement moralisateur ; je dis plus, en songeant à cette plaie hideuse et toujours envahissante que l'on nomme le *Paupérisme*, il est peut-être le seul moyen d'en obtenir la prompte et sûre extinction.

Entrons maintenant dans un autre ordre d'idées.

L'organisation de l'école communale populaire, telle que je l'ai exposée, ne saurait s'opérer sans le concours du gouvernement : une loi devrait donc intervenir pour l'installation prochaine d'une Caisse nationale d'émulation, et aussi pour obliger les communes à voter et à fournir les fonds nécessaires à la rémunération annuelle des enfants du Peuple. Le minimum ne devrait pas être moindre de 200 fr.; encore, cette faible somme ne serait-elle pour chaque commune qu'une avance dont elle serait remboursée tous les 21 ans, à l'aide d'une retenue faite à chaque élève et calculée à cet effet; si bien qu'après chaque période de 21 ans, les communes, par une sorte de rotation continuelle, rentrant dans leurs avances n'auraient pour ainsi dire à regretter aucun sacrifice. Mais en admettant un sacrifice, quel serait-il en comparaison des résultats !

Cette somme de 200 fr. se grossirait bientôt des legs, dons et dotations de toute espèce, qui, dans notre bon et beau pays de France, vont toujours au devant de toutes les institutions empreintes d'un cachet généreux; il n'en faut pas douter, parce que celui qui donne aux petits des oiseaux leur pâture, ne permet pas qu'un louable sentiment, qu'une noble pensée restent stériles ! D'un autre côté la bienfaisance, je parle de celle qui, toutes les semaines, à sa porte, met une obole dans la main de qui l'implore en rougissant de l'humiliation ; la bienfaisance, dis-je, poussée avec ménagement, mais énergiquement, dans cette nouvelle voie, ferait-elle difficulté de porter son offrande à la commune ? Non, convaincue, en agissant ainsi, que sa charité serait bien plus efficace, bien plus secourable et profitable à l'enfant du pauvre ouvrier. Et l'enfant lui-même, quasi riche à 20 ans des bienveillantes largesses de ses concitoyens, de la sage prévoyance de la société, en face d'un si grand exemple, pourrait-il rester, froid, égoïste, ingrat ? Oh! croyez-moi, il viendra avec empressement au secours de ses frères, de ses camarades, en laissant à la caisse d'émulation son tribut, lui aussi, d'éternelle reconnaissance !

Grandes voix de la tribune chrétienne, de l'Assemblée nationale, de la Presse quotidienne et périodique, vous tous émouvants organes d'une immense publicité, qu'un irrésistible enthousiasme vous saisisse ; annoncez au monde suspendu à vos lèvres la bonne nouvelle : l'heure de la délivrance est proche. Dans un accord unanime et touchant, au point de vue où nous la plaçons, prêchez cette nouvelle croisade, plaidez cette sainte cause : c'est celle de l'humanité; nul ne résistera à la magnificence de vos paroles, à vos appels éloquents, à vos entraînements chaleureux.... Et vous, classes nécessiteuses dont le pénible travail ne saurait suffire à vos besoins; ah! ayez, ayez patience ; encore un peu de temps, car sans le temps, rien n'est possible, rien n'est durable; et les secours ne vous manqueront pas. Voyez d'ici la ligue formidable [1] qui se dresse contre vos maux. Elle

---

[1] Sans compter les hospices, les hôpitaux et une foule d'établissements d'ancienne création, il y a encore les dispensaires, les secours à domicile, les bureaux de bienfaisance, les représentations théâtrales, les loteries charitables, etc.; puis, à une date plus récente, les caisses d'épargne, les maisons de refuge,

avance en jetant au vent cet antique cri de guerre : Dieu le veut !
oui, guerre à la misère du peuple, mais guerre pacifique, entendez-
vous... Dieu le veut! Dieu le veut!... Déjà dans l'intérêt de tous,
chacun s'empresse et se met à l'œuvre ; courage, le ciel seconde tant
d'efforts, il ouvre ses sources d'abondance ; mille trésors en découlent,
et la divine charité, cette sublime personnification de son amour, le
front pur et sympathique, les dispense en son nom entre toutes les
infortunes ; c'est que les infortunés sont ses enfants aimés, les élus de
sa prédilection !

A ce moment, le signe radieux de l'alliance se lève ; au centre, est
l'agneau symbolique, qui, d'une voix retentissante, s'écrie : Paix, paix,
paix dans l'univers aux hommes de bonne volonté ! Alors les anges
se prosternent et adorent, dans sa joie, la terre frémit d'un doux tres-
saillement, et l'air attiédi s'emplit de senteurs parfumées, de chants de
triomphe et d'actions de grâces !

Que l'on me pardonne cette sorte d'allégorie qui, si on le veut, peut
se condenser en une salutaire réalité, et je termine en disant : La bienfaisance publique envisagée à cette hauteur me paraît une mine d'or
encore inexplorée, à jamais inépuisable, et qui promet des résultats
inattendus !

Telle est, Messieurs, la solution la plus immédiatement pratique que
m'a inspirée la gravité de votre problème.

Humble abeille, j'apporte à la grande ruche humanitaire ma part de
pollen, de cire et de miel ; modeste travailleur moi-même, je dis :
Voilà ma pierre ! Que d'autres plus puissants et plus heureux s'en
saisissent, et étayent, s'il se peut encore, l'édifice social qui, de toutes
parts, est menacé de ruines ; je fais des vœux pour qu'ils l'empêchent
de crouler !

Quant à moi, en abordant ce concours, où tous les grands cœurs ne

---

les salles d'asile, et tout nouvellement la caisse de retraite pour la vieillesse ; il
reste à fonder la caisse d'émulation pour l'enfance et tous les extrêmes de la
vie, comme l'a dit élégamment M. l'archevêque de Paris, auront eu leur part de
la sollicitude publique. Ne pourrait-on y parvenir en provoquant une vaste
souscription nationale ?

sont conviés à la lutte qu'avec des sentiments généreux, où le combat n'est permis qu'avec l'arme de l'intelligence, je suis entré daus la carrière, sûr de mon patriotisme bien plus que de mes forces. Je n'accuserai qu'elles si je n'ai pas réussi ; mais je serai facilement consolé par la droiture de mes intentions et le bon témoignage de ma conscience, par mon ardent désir de tenter quelque chose en faveur de cette portion nombreuse de nos concitoyens malheureux ; et aussi par la douce satisfaction d'avoir mis une fois de plus mon civisme et mon dévouement au service de mon pays que Dieu protége, et tienne en sainte garde.

270

www.ingramcontent.com/pod-product-compliance
Lightning Source LLC
Chambersburg PA
CBHW050358210326
41520CB00020B/6362